Bibliografische Information der Deutschen Nationalbibliothek:

Die Deutsche Bibliothek verzeichnet diese Publikation in der Deutschen National-
bibliografie; detaillierte bibliografische Daten sind im Internet über http://dnb.d-
nb.de/ abrufbar.

Impressum:

Copyright © 2007 GRIN Verlag, Open Publishing GmbH
Druck und Bindung: Books on Demand GmbH, Norderstedt Germany
ISBN: 9783668350403

Dieses Buch bei GRIN:

http://www.grin.com/de/e-book/344700/geburtshaus-und-hausgeburt-die-besseren-
alternativen-zur-klinikgeburt

Vicky Bauer

Geburtshaus und Hausgeburt. Die besseren Alternativen zur Klinikgeburt?

GRIN Verlag

Fachhochschule Erfurt

FB Sozialwesen/ SoSe 2007

Hausarbeit

zum Thema:

**"Geburtshaus und Hausgeburt -
die besseren Alternativen zur Klinikgeburt?"**

Seminar:

Wenn Paare Eltern werden

Abgabe am: **31.07.2007**

Inhalt

1. Einleitung

Seit der Nachkriegszeit wurde in den vergangenen Jahrzehnten in Deutschland, an Stelle der bis dahin üblichen Hausgeburten, immer stärker die Entbindung in der Klinik forciert. Doch viele Frauen waren mit den Bedingungen der Klinikgeburt nicht einverstanden. So bildeten sich bereits vor mehr als 20 Jahren verschiedene Interessengruppen, die sich kritisch mit dem Klinikbetrieb, der medizinischen Technik und der psychosozialen Betreuung von Schwangeren auseinander setzten. Zu Anfang der siebziger Jahre des vergangenen Jahrhunderts stand zunächst die "sanfte Geburt" im Mittelpunkt, bei der es vor allem um die Vermeidung einer Trennung des Neugeborenen von der Mutter geht. Auch die Aufwertung des Stillens erhielt in diesem Kontext als ein wichtiger psychosozialer Aspekt der Mutter-Kind-Beziehung besondere Beachtung. Heute sind die Auswahlmöglichkeiten hinsichtlich der Geburtsform so breit gefächert wie nie zuvor. Zwischen "natürlicher Entbindung" und "medizinisch programmierter Geburt" gibt es mittlerweile ein weites Feld an Möglichkeiten, wo und wie eine Geburt ablaufen kann.

In dieser Arbeit soll untersucht werden, in wie weit die Entbindung im Geburtshaus oder zu Hause eine bessere Alternative zur Klinikgeburt darstellen kann. Zunächst erfolgt ein Überblick über die verschiedenen Formen der Geburtshilfe. Diese werden näher beleuchtet anhand wichtiger Faktoren, welche die Entscheidung für eine bestimmte Geburtsform mitbestimmen können.
Anschließend wird eine eigene Fragebogenuntersuchung zum Thema vorgestellt. Nach der Skizzierung der Methode erfolgen die Darstellung und Interpretation der Untersuchungsergebnisse. In einem weiteren Kapitel wird der Themenbezug zur Sozialen Arbeit diskutiert, bevor in der Schlussbemerkung noch einmal die wichtigsten Gedanken der vorliegenden Arbeit zusammengefasst werden.

2. Geburtshaus und Hausgeburt versus Klinikgeburt

2.1 Die verschiedenen Formen der Geburtshilfe

In den vergangenen Jahrzehnten haben sich verschiedene Formen der Geburtshilfe etabliert. So existieren heute neben der Klinikgeburt, die in Deutschland mit 97% aller Geburten zum Spitzenreiter gehört (David u. a., 1998), auch die Möglichkeit der Entbindung im Geburtshaus sowie die Hausgeburt, ebenso die "ambulante Geburt" und die Praxisgeburt. Bis auf die Klinikgeburt gibt es derzeit nur in größeren Städten die Möglichkeit einer Entbindung im Geburtshaus oder zu Hause beziehungsweise in der Hebammen- oder Arztpraxis.

Im Folgenden geht es um eine nähere Betrachtung der Klinikgeburt und der Entbindung im Geburtshaus sowie der Hausgeburt; die übrigen Formen der Geburtshilfe werden lediglich kurz umrissen.

Die Klinikgeburt

Die Geburt ist ein natürlicher Vorgang und bedarf im Regelfall keiner technischen Hilfsmittel. Kommt es allerdings zu bestimmten Komplikationen vor oder während der Geburt, bietet das Krankenhaus aus medizinischer Sicht einen möglichst sicheren Rahmen und gewährleistet die schnellste gesundheitliche Versorgung für Mutter und Kind. Kliniken sind sozusagen rundum technisch und medikamentös sehr gut ausgestattet für eine Entbindung. Zum Beispiel stehen bei einer Frühgeburt Kinderärzte bereit, die sich fachgerecht um das Baby kümmern können. Auch kann hier beim Auftreten von Problemen, die während der Austreibungsphase auftreten, mit einer Saugglocke oder Geburtszange innerhalb kürzester Zeit Abhilfe geleistet werden. Ebenso kann in der Klinik notfalls ein Kaiserschnitt oder ein sonstiger Eingriff in schnellstmöglicher Zeit durchgeführt werden. Die schwangere Frau entbindet in einem Kreißsaal, in welchem nicht selten mehrere Geburten gleichzeitig stattfinden. In der Vergangenheit waren der Partner der Frau oder sonstige nahe stehende Personen dort nicht erwünscht, und konnten somit nicht bei der Geburt anwesend sein und der Frau Unterstützung bieten. Nach dem ersten kurzen Kontakt von Mutter und Kind nach der Geburt erfolgt in den meisten Fällen eine räumliche Trennung, bei der sich die Mutter erholen kann und das Neugeborene vom Klinikpersonal versorgt wird. Charakteristisch für die Klinik ist außerdem, dass Mutter und Kind nach der Entbindung noch einige Tage stationär versorgt werden, bevor sie die Einrichtung wieder verlassen.

Neben dieser aus den 1970er Jahren stammenden Verfahrensweise der medizinisch kontrollierten Geburt bieten manche Krankenhäuser außerdem zunehmend modernere Methoden an. Hierzu gehört unter anderem die "natürliche Geburt", bei der die Frau die Geburtsstellung selbst wählen kann und die Geburt wird nicht durch Medikamente terminiert. Weiterhin besteht in manchen Kliniken die Möglichkeit der "sanften Geburt", wobei hier besonderer Wert auf das Verfahren mit dem Neugeborenen während der ersten Minuten und Stunden nach der Entbindung gelegt wird. Als ein drittes Beispiel sei hier die Wassergeburt genannt, die von vielen Frauen als sehr entspannend empfunden wird.

Das Geburtshaus

Da die Geburt eines Kindes ein sehr individuelles und natürliches Ereignis darstellt, ist es durchaus wünschenswert, dass die schwangere Frau die Möglichkeit erhält, ihre Kraft, Kreativität und ihre Gebärfähigkeit frei zu entfalten. Dazu gehören verschiedene Aspekte, die im Folgenden näher betrachtet werden sollen. Im Vordergrund stehen hier zunächst die Qualität der Geburt, als auch die empfundene Fürsorge sowie die Empathie der Hebammen. Im Grunde wünschen sich Frauen, die eine Geburt im Geburtshaus avisieren, keine "Entbindung" im wörtlichen Sinne, sondern sie wollen bewusst so gebären, wie es ihrer Individualität entspricht. Dazu bietet das Geburtshaus eine besondere Privatsphäre, in dem die Geburt in einem geschützten Rahmen als sehr natürlich erlebt und aktiv mitgestaltet werden kann. Der Geburtsprozess selbst wird von einer der Frau bereits vertrauten Hebamme begleitet, was sich nachweislich auf das Sicherheitsempfinden der werdenden Mutter auswirkt. Der Partner oder andere nahe stehende Personen sind als Begleitpersonen und zur Unterstützung der Schwangeren ausdrücklich erwünscht.

Das Gebären ist ein natürlicher Vorgang, der bei regulärem Verlauf keinerlei medizinische Eingriffe (Dammschnitt, Kaiserschnitt) oder sonstige Manipulationen (künstliches Einleiten der Geburt) oder medikamentöse Unterstützung (Gabe von Schmerzmitteln) erfordert. Laut der WHO verlaufen über 80% aller Geburten normal und ohne Risiken (Bewusste Geburt & Elternschaft e. V., 2006). Sowohl für diese komplikationslosen Geburten als auch für Geburten mit etwas schwierigerem Verlauf ist das Personal im Geburtshaus gut vorbereitet.
Was die oft angezweifelte Sicherheit bezüglich der Abwesenheit von Ärzten im Geburtshaus angeht, lässt sich sagen, dass das Team von Hebammen im Geburtshaus diesbezüglich sehr fachkompetent und erfahren ist. Neben regelmäßigen Schwangerschaftskon-

trollen und der kontinuierlichen Schwangerschafts- und Geburtsbegleitung durch eine der Frau bekannten Hebamme wird auch durch die Anwesenheit einer zweiten Hebamme bei der Geburt die Sicherheit erhöht. Außerdem verfügt das Geburtshaus über moderne medizinische Mittel sowie eine Notfallausrüstung und Apparate, die in besonderen Fällen zum Einsatz kommen können. Nicht zuletzt trägt auch die Möglichkeit einer Verlegung der schwangeren Frau in die Klinik zur Erhöhung der Sicherheit bei; ganz gleich ob dies aus medizinischen Gründen (z. B. bei Geburtsstillstand) oder auf Wunsch der Mutter geschieht.

Ausdrücklich sei an dieser Stelle erwähnt, dass nur Frauen im Geburtshaus entbinden dürfen, die einen normalen Schwangerschaftsverlauf zeigen und bei denen ein normaler Geburtsverlauf erwartet wird. Ebenfalls dürfen bei der Schwangeren keine schweren Allgemeinerkrankungen vorliegen, da sich das Sicherheitsrisiko somit deutlich erhöht. Frauen, welche vor der Geburt die 37. Schwangerschaftswoche noch nicht vollendet haben oder bei denen eine Zwillingsschwangerschaft oder Beckenendlage besteht, müssen ebenfalls in der Klinik entbinden. Dem hohen Verantwortungsbewusstsein entsprechend, wird auch von Seiten des Geburtshauses bei vorliegenden Risiken eine frühzeitige Verlegung der Frau in die Klinik praktiziert, damit Gefahrensituationen für Mutter und Kind umgangen werden können.

In der sensiblen Phase gleich nach der Geburt baut sich eine Bindung zwischen der Mutter bzw. den Eltern und dem Kind auf (Bonding). Da diese Phase relativ kurz ist und die Basis für eine sichere Bindung darstellt, werden in dieser Situation keine Eingriffe an Mutter und Kind vorgenommen, es sei denn, es besteht eine dringende medizinische Indikation.
Einige Stunden nach der Geburt und nach der Zeit des Ausruhens verlassen die Mutter bzw. die Eltern mit dem Kind das Geburtshaus und kommen wieder in ihre vertraute Umgebung. Um die Wochenbettbetreuung kümmert sich die vertraute Hebamme zu Hause, wenn gewünscht in der ersten Zeit sogar täglich.

Die Hausgeburt
Auch diese Variante der Geburt bietet den Frauen die Möglichkeit, ihr Kind auf möglichst natürliche Weise, in ihrem eigenen Rhythmus und in ihrer vertrauten Umgebung zu entbinden. Die Geburt zu Hause läuft ähnlich der Entbindung im Geburtshaus ab, wenn gleich

die werdenden Eltern dabei die volle Verantwortung für die Geburt übernehmen. Die Betreuung vor, während und nach der Geburt findet durch die vertraute Hebamme statt. Ansonsten gelten die gleichen Voraussetzungen und Möglichkeiten wie bei der Entbindung im Geburtshaus. Sollten während der Geburt ernsthafte Probleme auftreten, ist die Verlegung in die Klinik angezeigt.

Die ambulante Geburt

Diese Form wird in manchen Kliniken und Geburtshäusern angeboten. Sie bietet in so weit eine alternative Möglichkeit, als dass die Mutter weder auf technische Unterstützung einer Klinik verzichten muss noch auf das entspannte Umfeld, in dem die Geburt stattfinden soll. Ebenso charakteristisch ist bei der Auswahl dieser Möglichkeit der Wunsch, nach der Entbindung schnell wieder in die vertraute Umgebung des eigenen Zuhauses zu kommen.

Die Frauen können hier bei einer Hebamme entbinden, mit dem Hintergrund der ganzen Palette technischer Unterstützung im Notfall; außerdem steht in solchen Fällen ein Facharzt zur Verfügung. Nach der ambulanten Entbindung bleibt die Mutter mit ihrem Kind nur wenige Stunden in der Einrichtung und geht dann zurück nach Hause.

Mit der Entscheidung für diese Variante der Geburtshilfe nehmen die Frauen folgende Dinge in Kauf: die Betreuung durch eine unbekannte Hebamme, eine oftmals eingeschränkte Gebärposition sowie die Konfrontation mit der Klinikroutine und den Einsatz von Medizintechnik.

Die *Praxisgeburt* stellt als besondere Variante der ambulanten Geburt eine weitere Alternative zu den bisher vorgestellten Geburtsformen dar. Hierbei handelt es sich um die Geburt in einer Arztpraxis oder einer größeren Hebammenpraxis. Auch hier steht der Mutter, wie bei allen Formen der Geburtshilfe, bis zum zehnten Tag nach der Geburt die Hilfe einer Hebamme zur Verfügung.

2.2 Wichtige Aspekte der Entscheidung für eine bestimmte Geburtsform

"Es wird gesagt, die gefährlichste Situation im Leben eines Menschen sei seine Geburt." (Bässler & Linder, 1996). In Anbetracht dessen sollte es selbstverständlich sein, dieses Ereignis so sicher wie möglich zu gestalten. Zu Beginn stehen einige wichtige Fragen: "Kann eine geplante Entbindung im Geburtshaus oder eine Hausgeburt als sicher gelten?" und "Was sind die Vorteile und Nachteile einer solchen Geburtsform?". Aber auch: "Was sind die Vorteile und Nachteile einer Klinikgeburt?" oder "Was sind die Konsequenzen der getroffenen Wahl?" (Maurer & Voegeli, 1996)

Nachfolgend sollen diesbezüglich die Entbindung im Geburtshaus, die Hausgeburt sowie die Klinikgeburt näher betrachtet werden.

Doch was bedeutet *Sicherheit der Geburt* konkret? Nach Meinung von Bässler & Linder (1996) wird all zu oft der Fehler begangen, die Sicherheit der Klinikgeburtshilfe mit dem Risiko der Hausgeburtshilfe zu vergleichen. In diesem Kontext könnte man Sicherheit mit Gesundheit im physischen, psychischen, emotionalen, aber auch sozialen Sinn gleichsetzen. Aber dieser nicht genau definierbare Begriff lässt sich nicht genau messen und statistisch vergleichen. Eine konkrete Vergleichbarkeit zwischen Klinikgeburt und der Entbindung im Geburtshaus oder zu Hause sollte dennoch angestrebt werden, wenn gleich sich dies unter Umständen nicht vollständig realisieren lässt. Letztendlich muss die Schwangere selbst entscheiden, welche Geburtsform sie anstrebt, das heißt welchen Weg der Entbindung sie für sich und das Neugeborene verantworten kann.

Wie bereits in 2.1 skizziert wurde, beinhalten alle dargestellten Geburtsformen jeweils charakteristische Merkmale, die je nach individueller Sichtweise sowohl im positiven als auch im negativen Sinn ausgelegt werden können. Also kommt es in erster Linie auf die Prioritäten der werdenden Mutter an, die sie bei der Entscheidung für eine bestimmte Form der Geburtshilfe zu Grunde legt.

Neben dem wichtigen Aspekt der Sicherheit existieren gleichzeitig diverse andere Punkte, die die Entscheidung für eine bestimmte Geburtsform mit beeinflussen. Angelehnt an die Ergebnisse einer Studie von Maurer & Voegeli (1996), in der 874 Frauen im 8. Schwangerschaftsmonat zu den Entscheidungskriterien für die von ihnen jeweils ausgewählte Form der Geburtshilfe befragt wurden, soll nachfolgend dargelegt werden, von welchen Faktoren die Entscheidung für eine Klinikgeburt oder für eine Entbindung im Geburtshaus oder zu Hause im Allgemeinen abhängen können. Pro und Kontra bezüglich der Wahl für die möglichst geeignete Geburtsform spiegeln sich vor allem in den hier aufgeführten Aspekten wider:

Zunächst betrifft dies die *Selbstbestimmung* der Frau, womit gemeint ist, dass die werdende Mutter selbst festlegen kann, wo und wie die Geburt geschehen soll. Es lässt sich feststellen, dass Frauen, die eine Entbindung im Geburtshaus oder eine Hausgeburt wünschen, einen deutlich höheren Wunsch haben, ihre aktuelle Lebensphase selbst zu gestalten. Dabei verlassen sie sich auf ihre ureigene Intuition. Trotz Schwangerschaft, Geburt und Familie haben diese Frauen das Ziel, ihre persönlichen Wünsche zu verwirklichen. Frauen, die in einer Klinik entbinden, wollen dies zwar ebenfalls, aber meist in einem deutlich geringeren Maß.

Ein weiterer Gesichtspunkt stellt die *Besorgtheit um das Kind* dar. Frauen, die im Geburtshaus oder zu Hause gebären wollen, machen sich ebenso Sorgen wie werdende Mütter mit dem Wunsch nach einer Klinikgeburt. Dieser Punkt sagt zunächst nichts Konkretes über die Entscheidung für eine bestimmte Form der Geburt aus.

Dennoch lässt sich beobachten, dass Frauen, die sich für die Entbindung in der Klinik entscheiden, deutlich mehr Ängste haben. Sie schätzen die Risiken höher ein, während Frauen mit geplanter Entbindung im Geburtshaus oder zu Hause die Geburt deutlich stärker als einen natürlichen Vorgang ansehen. Diese Betrachtung bezieht sich auf einen dritten Aspekt, der die Entscheidung für die Geburtsform maßgeblich beeinflusst: *Angst und Vertrauen in Bezug auf die Geburt*.

Die *Besorgtheit um sich selbst* ist ein weiterer Punkt, welcher beinhaltet, ob und wie die Frau mit ihrem Leben nach der Geburt als Mutter zurechtkommt. Hierbei lässt sich feststellen, dass Schwangere, die eine Klinikgeburt planen, diesbezüglich eine größere Besorgtheit aufweisen als Frauen mit einem Wunsch nach alternativen Geburtsformen.

Was ihre *Beziehung zum Körper* angeht sowie das Vertrauen in die physischen Abläufe rund um die Schwangerschaft und die Geburt, aber auch Ängste um die eigene Gesundheit und Schönheit, so wird dies von Frauen mit einer geplanten alternativen Entbindungsform im Vergleich zu Frauen mit avisierter Klinikgeburt weniger problematisiert. Frauen mit wenig Vertrauen in die körperlichen Abläufe während der Schwangerschaft bzw. des Geburtsvorganges tendieren eher zur Planung einer Klinikgeburt.

Ein ebenfalls wichtiger Aspekt ist das Bedürfnis nach *Intimität*, was vor allem die Atmosphäre, in der die Geburt stattfindet, sowie das Vertrauen in die bei der Geburt Anwesenden meint. Frauen, die im Geburtshaus oder zu Hause entbinden wollen, haben ein intensiveres Bedürfnis nach Intimität während der Geburt. Sie wünschen sich eine gewohnte bzw. Geborgenheit spendende Umgebung sowie ihnen nahe stehende Begleiter. Hingegen geben Frauen mit einer geplanten Klinikgeburt oft dem Sicherheitsdenken oder sonstigen persönlichen Gründen gegenüber der Intimität und Vertrautheit den Vorrang.

2.3 Mögliche Vorteile der Entbindung im Geburtshaus oder der Hausgeburt gegenüber der Klinikgeburt

Maurer und Voegeli (1996) haben dieselben Frauen, die sie bereits im 8. Schwangerschaftsmonat befragt hatten (s. o.), auch nach der Geburt ihrer Kinder per Fragebogen rückblickend zu Vor- und Nachteilen bezüglich der verschiedenen Geburtsformen befragt. Dabei wurde Folgendes herausgefunden:

Betrachtet man die *Bezugs- und Betreuungskonstanz* durch die Hebammen und Ärzte, so lässt sich sagen, dass Frauen, die im Geburtshaus oder zu Hause entbunden haben, oft weniger allein gelassen wurden als Frauen, die in der Klinik entbunden haben, da dort ein rascher Ärzte- und Hebammenwechsel eher üblich ist. Im Geburtshaus ist die Hebamme der Frau schon lange vor der Geburt vertraut, wodurch sich ein besonderes Vertrauensverhältnis aufbauen kann. In der Klinik dagegen kann es sogar vorkommen, dass die Frau im Verlauf der Geburt allein gelassen wird.

Frauen mit einer *langen Geburtsdauer* (über 12 Stunden) wurden sowohl im Geburtshaus als auch zu Hause geduldiger und eingehender ermutigt, spontan zu gebären. In der Klinik gerieten Frauen mit einer langen Geburtsdauer zunehmend unter Zeitdruck, wobei die Geburt dort dann entweder mit Kaiserschnitt oder bei vaginaler Entbindung operativ oder mit der Zange beendet wurde. Meist wurde die erste Form, also die Geburt im Geburtshaus oder zu Hause, weniger traumatisch erlebt und auch öfter weiterempfohlen als die vaginaloperative Variante der Entbindung in der Klinik.

Was die Gebärhaltung betrifft, so behielten die Frauen im Geburtshaus oder bei der Hausgeburt ihre *Bewegungsfreiheit*. Das bedeutet, dass die Frau die für sie gewünschte und individuell passende Geburtsposition einnehmen kann. Dabei kann sie wählen zwischen einer vertikalen Körperhaltung, wie beispielsweise auf dem Gebärhocker oder an einer Sprossenwand, aber auch dem Vierfüßlerstand oder der Wanne. Die Rückenlage ist kein Muss. Viele Frauen, die in der Klinik entbunden haben, wurden hingegen in ihrer Bewegungsfreiheit deutlich eingeschränkt. In vielen Fällen wurde die gewünschte Geburtsposition abgelehnt. Meist wurde die Entbindung in Rückenlage erwartet.

Einen nicht zu unterschätzenden Aspekt stellen die *operativen Eingriffe* bei der Mutter während der Geburt dar. Charakteristisch für die Entbindung im Geburtshaus und die Hausgeburt ist, dass der Kaiserschnitt und Dammschnitt nicht üblich sind. Die Frauen dort gebären häufiger ohne Dammverletzungen. Untersuchungen haben ergeben, dass Frauen, deren Damm zwar gerissen war, aber nicht geschnitten wurde, nach der Geburt wesentlich weniger Beschwerden aufwiesen als Frauen mit Dammschnitt. Auch wird weitgehend auf die *medikamentöse Unterstützung* in Form von Wehenmitteln und Analgetika verzichtet.

Klinikgeburten weisen oft die gleichen Risiken wie die alternativen Geburtsformen auf, jedoch werden in der Klinik Eingriffe wesentlich öfter durchgeführt. So kommen bei Klinikgeburten unter anderem häufigere Komplikationsraten auf Grund von Narkosen, Wehenstörungen, Eingriffen und Wundheilungsstörungen zustande.

Der wichtige *Erstkontakt* zwischen Mutter oder Eltern und Kind fand sowohl bei der Entbindung im Geburtshaus als auch bei der Hausgeburt sofort und unmittelbar statt. Auch kam es gleich nach der Geburt zum ersten Stillen. Das volle Stillen konnte sich bereits am ersten Tag einstellen.

Dagegen wurde bei Klinikgeburten der frühe erste Kontakt zum Kind behindert oder unterbrochen. Die Ursache lag dort oft in der höheren Rate operativer Eingriffe, auf Grund derer sich die Mutter meist in einem schlechten Zustand befanden. Ebenso kam es wesentlich später zum ersten Stillen und das volle Stillen etablierte sich bei den meisten Frauen mit einer Klinikgeburt erst nach dem dritten Tag.

Bezüglich der weiteren Unterstützung nach der Entbindung zu Hause oder der Entlassung aus dem Geburtshaus, der so genannten *Wochenbettbetreuung*, nahmen die meisten Frauen oftmals eine Erholungszeit von bis zu zwei Wochen mit organisierter Hilfe in Anspruch. Häufig geschah die Nachbetreuung in Form der Hebammenversorgung und der Betreuung durch eine Familienpflegerin.

Hingegen hatten viele Frauen nach der Entlassung aus der Klinik bereits nach wenigen Tagen keine Zeit oder Unterstützung mehr zu ihrer weiteren Erholung.

3. Eine eigene Untersuchung zum Thema

3.1 Beschreibung der Stichprobe und des methodischen Vorgehens

Ein wesentlicher Bestandteil dieser Arbeit bestand darin, eine Stichprobenbefragung zur Thematik der verschiedenen Geburtsformen durchzuführen. Dazu wurde ein speziell zu diesem Thema entwickelter Fragebogen eingesetzt, der von jeder Befragten auf freiwilliger Basis ausgefüllt wurde. Bei den Befragten handelt es sich um 22 Frauen im Alter von 20 bis 40 Jahren, wobei auf eine relativ gleichmäßige Altersverteilung und gleiches Bildungsniveau (mittlerer bis hoher Abschluss) bei der Befragung geachtet wurde. Für die Untersuchung wurden die Frauen in zwei Altersgruppen (von 20 bis 29 Jahren sowie von 30 bis 40 Jahren) unterteilt. Anfangs kam die Frage auf, ob es sinnvoll wäre, auch Männer zum Thema zu befragen, doch die Entscheidung fiel letztlich alleinig auf das weibliche Geschlecht. Durch diese Selektion war es möglich, einen direkten Zugang zur Einstellung desjenigen Geschlechts zu bekommen, welches bei der Geburt primär betroffen ist. Ebenfalls erschien es sinnvoll, lediglich Frauen zwischen 20 und 40 Jahren zu befragen, weil bei Frauen dieser Altersspanne auf Grund ihres gebärfähigen Alters eine unmittelbare Nähe zum Thema vorliegen dürfte.

Bei der inhaltlichen Gestaltung des Fragebogens wurde besonderer Wert auf die Verständlichkeit und Überschaubarkeit gelegt, um es den Befragten zu erleichtern, knappe und präzise Antworten zu geben. Zunächst wird im Fragebogen eine Unterscheidung der Frauen hinsichtlich des Alters, ihres Familienstandes sowie ihrer Kinderzahl vorgenommen. Dies wurde so gewählt, um eventuelle Zusammenhänge zwischen bestimmten Personenmerkmalen und Ergebnissen der Befragung erkennen zu können. Die Befragung erstreckte sich vor allem auf die Region Erfurt und die Mehrheit der befragten Frauen ist in einem sozialen Bereich tätig oder engagiert.

Der Fragebogen beinhaltet insgesamt zehn Fragen, welche sich neben der Frage nach einer oder mehreren bereits erlebten Entbindungen und der selbst gewählten Methode der Geburt vorrangig auf die Meinung der Frauen bezüglich der vermeintlichen Vor- und Nachteile der einzelnen Geburtsformen beziehen. Außerdem wird nach der individuellen Definition von Sicherheit bei der Geburt gefragt.

Zur besseren Veranschaulichung befindet sich im Anhang dieser Arbeit ein Muster-Exemplar des Fragebogens. Ebenso sind im Anhang die quantitativen Auswertungen in Form von Tabellen enthalten, welche eine kurze und knappe Übersichtlichkeit der in dieser Arbeit dargestellten Resultate gewährleisten.

3.2 Darstellung der Ergebnisse

Im Rahmen dieser Arbeit wurden 22 Frauen im Zeitraum vom 25. bis 28. Juli 2007 zum Thema der verschiedenen Geburtsformen befragt. Nahezu alle Frauen, die gebeten wurden, den Fragebogen auszufüllen, erwiesen sich als offen dafür. Eine generelle Ablehnung des Themas trat bei den Frauen überhaupt nicht auf. Zu beachten ist, dass die Ergebnisse dieser Stichprobe lediglich einen bestimmten Ausschnitt der Wirklichkeit darstellen. Was man dieser Untersuchung entnehmen kann, stellt bloß eine Auswahl von Meinungen und persönlichen Erfahrungen dar, die keinesfalls pauschaliert werden kann. Um dies tun zu können, müssten Frauen aller Altersgruppen, Regionen, sozialer Schichten und Bildungsniveaus befragt werden.

Bei der folgenden Auswertung der durchgeführten Untersuchung wird der Reihe nach auf die Antworten zu den einzelnen Fragen eingegangen, wie sie aus dem Fragebogen ersichtlich sind. Dabei sind die Prozentangaben auf ganze Zahlen gerundet (die exakten Angaben sind den Tabellen im Anhang zu entnehmen).

Zu den allgemeinen Angaben:

Alter: Bei den Befragten handelt es sich um zehn Frauen von 20 bis 29 Jahren und zwölf Frauen von 30 bis 39 Jahren.

Familienstand: 36 Prozent der Befragten sind verheiratet, während 64 Prozent der Frauen ledig sind. Von den Ledigen ist die Hälfte allein lebend (Single), 43 Prozent leben innerhalb einer festen Partnerschaft und eine Befragte äußerte sich hierzu nicht (7 Prozent).

Kinderanzahl: Etwa ein Drittel der Befragten (36 Prozent) haben keine Kinder, während 46 Prozent der Frauen ein Kind haben. Die restlichen befragten Frauen sind Mütter von zwei Kindern (9 Prozent) bzw. von drei und mehr Kindern (9 Prozent).

Zu Frage 1: Auf die Frage, welche Geburtsformen den Frauen (grundlegend) bekannt sind, erzielte die Umfrage folgende Ergebnisse: Die Klinikgeburt ist allen Frauen bekannt, während 86 Prozent der Frauen auch über die Möglichkeit der Hausgeburt informiert sind. Gleich danach steht das Geburtshaus mit 77 Prozent in der Rangfolge des Bekanntheitsgrades. Die Form der ambulanten Geburt war den befragten Frauen am wenigsten bekannt (68 Prozent).

Wenn man das Ergebnis nach Altersgruppen aufschlüsselt, so lässt sich feststellen, dass der Gruppe der Frauen von 20 bis 29 Jahren sowohl die Formen der Klinikgeburt als auch der Hausgeburt ausnahmslos bekannt sind. Das Geburtshaus und die ambulante Geburt wurden lediglich von 80 Prozent der Frauen dieser Altersgruppe als bekannt angegeben. Den Frauen der Altersgruppe von 30 bis 40 Jahren war die Klinikgeburt ebenfalls zu 100 Prozent bekannt. Im Gegensatz zur ersten Gruppe lassen sich jedoch Unterschiede bezüglich der restlichen Geburtsformen feststellen: Während das Geburtshaus sowie die Hausgeburt je 75 Prozent der Frauen von 30 bis 40 Jahren ein Begriff sind, gab nur etwas mehr als die Hälfte dieser Frauen an, die Form der ambulanten Geburt zu kennen (58 Prozent).

Zu Frage 2: Diese und die folgenden beiden Fragen betreffen lediglich Frauen, die bereits entbunden haben (die also bereits Mütter sind). Bei Frage 2 geht es darum, für welche Geburtsform(en) sich die Mütter entschieden haben: für die Entbindung in der Klinik, im Geburtshaus, zu Hause oder ambulant. Als Ergebnis kann festgehalten werden, dass ausnahmslos alle dazu befragten Frauen, gleich welchen Alters oder Familienstandes, sich für die Klinikgeburt entschieden haben.

Zu Frage 3: Mit dieser Frage sollte herausgefunden werden, ob die Mütter mit der von ihnen gewählten Form der Geburtshilfe (hier ausnahmslos Klinikgeburt) zufrieden waren. Dabei lässt sich folgendes Resultat feststellen: 86 Prozent der befragten Frauen mit Kindern gaben an, mit der gewählten Geburtsform zufrieden zu sein, wohingegen 14 Prozent der Frauen mit der von ihnen gewählten Entbindungsform unzufrieden waren. Die Gründe hierfür werden in den Fragen 6 bis 9 näher betrachtet (s.u.).

Zu Frage 4: Auf die Frage, ob sich die Mütter zukünftig für eine andere Geburtsform entscheiden würden, gaben knapp zwei Drittel der Frauen (64 Prozent) ein klares "nein" an. Hingegen würden 29 Prozent der Frauen eine andere Geburtsform als die Klinikgeburt wählen. In diesem Zusammenhang wurde von all diesen Frauen das Geburtshaus genannt, eine der Befragten würde sich auch alternativ für eine Hausgeburt entscheiden. Eine der Mütter (7 Prozent) hat sich mit dieser Frage gedanklich noch nicht auseinandergesetzt, sondern würde dies erst wieder während einer erneuten Schwangerschaft tun.

Zu Frage 5: Mit dieser Frage sollte herausgefunden werden, für welche Form der Geburtshilfe sich Frauen entscheiden würden, die noch nicht entbunden haben. Hier lässt sich folgende Beobachtung machen: Die eine Hälfte der kinderlosen Frauen würde sich für die Klinikgeburt entscheiden, die andere Hälfte für die Entbindung im Geburtshaus (jeweils 50 Prozent).

Zu Frage 6: Mit dieser Fragestellung sollte herausgefunden werden, welche persönlichen Argumente der Frauen *für eine Klinikgeburt* sprechen. Im Folgenden werden die Argumente der befragten Frauen mit ihren Häufigkeitsanteilen aufgeführt, wobei auch eine Differenzierung zwischen den Angaben der kinderlosen Frauen und der Mütter vorgenommen wird.

Für 86 Prozent der Befragten stellen die *sofortige Verfügbarkeit medizinischer Versorgung bei der Geburt sowie Eingriffe bei Risiken, Komplikationen und gesundheitlicher Gefährdung während der Geburt* ein eindeutiges Argument für die Klinikgeburt dar. Alle kinderlosen Frauen nannten dieses Argument, bei den Müttern waren es immerhin 79 Prozent.

Die *Erholung und Betreuung in der Klinik bis einige Tage nach der Geburt* ist für 41 Prozent der Frauen ein Argument für die Klinikgeburt. Hierbei lässt sich ein deutlicher Unterschied feststellen zwischen den Frauen ohne Kind und den Frauen mit Kind(ern). Während bei den erst genannten dieser Aspekt der Erholung und Betreuung wenig präsent ist (13 Prozent), messen ihm deutlich mehr Frauen mit Kind(ern) einen Stellenwert bei (57 Prozent).

Anwesende Ärzte und fachkompetentes Personal stellen für etwa ein Drittel der Befragten (32 Prozent) einen weiteren Punkt dar, sich für eine Entbindung in der Klink auszusprechen, wobei sich die Nennungshäufigkeit bei den kinderlosen Frauen nicht sonderlich stark von der bei den Müttern unterscheidet (25 Prozent bzw. 36 Prozent).

Außerdem wurde von 43 Prozent der Frauen mit Kind(ern) als Pluspunkt für die Klinikgeburt angegeben, dass für die Mutter einige *Krankenschwestern mit Rat und Hilfe bereit stehen.* Ein weiteres Argument in der Gruppe der Mütter stellt die *volle Konzentration auf das Kind und seine optimale Versorgung* dar, welche für 23 Prozent dieser Gruppe bei der

Klinikgeburt gegeben ist. Diese beiden Argumente wurden von den kinderlosen Frauen nicht genannt.

Die *umfangreiche medizinische Versorgung vor Ort* wurde von 18 Prozent der befragten Frauen als Argument für die Klinikgeburt angegeben. Hiermit ist nicht speziell die Möglichkeit gemeint, mit operativen Maßnahmen oder sonstigen Eingriffen auf Notfälle schnell reagieren zu können. Dieser Punkt sollte betrachtet werden als die generelle medizinische Versorgung von Mutter und Kind. Bei den Müttern nannten 21 Prozent dieses Argument, bei den kinderlosen Frauen war es eine (13 Prozent).

Weitere Argumente für eine Klinikgeburt sehen die befragten Frauen darin, dass sie bei einer Entbindung in der Klinik einen Teil der *Verantwortung abgeben* können und *sich nicht um alles selbst kümmern müssen* (9 Prozent), darin, dass sie die Entbindung dort als eine *entspanntere Geburt auf Grund des Wissens um die gute Versorgung* empfinden (5 Prozent) sowie darin, dass eine Klinikgeburt gegenüber anderen Geburtsformen *von Vorteil ist, wenn die Schwangere sehr an die Schulmedizin glaubt und ihr besonders großes Vertrauen entgegen bringt* (5 Prozent). Die beiden zuletzt genannten Argumente stammen von Frauen, die bereits entbunden haben.

Zu Frage 7: Im Vergleich zur vorherigen Frage, welche die Pro-Argumentation der Klinikgeburt betrifft, geht es hier um die Erfragung von Argumenten *gegen eine Entbindung in der Klinik*. Auffällig hierbei ist das Ergebnis, dass 41 Prozent der befragten Frauen ganz klar der Meinung sind, dass überhaupt *nichts gegen eine Klinikgeburt einzuwenden* ist. Ganze 57 Prozent der Frauen mit Kindern sind dieser Auffassung, bei den kinderlosen Frauen war es lediglich eine (13 Prozent dieser Gruppe).

Etwas mehr als ein Drittel aller Befragten (36 Prozent) ist der Ansicht, dass die *Atmosphäre in der Klinik zu kalt und zu steril* ist. Auffällig ist, dass dieser Aspekt von rund zwei Drittel der kinderlosen Frauen angegeben wird (63 Prozent), bei den Müttern waren es 21 Prozent.

Ebenfalls von 36 Prozent der Befragten wurden die *Anonymität und Unpersönlichkeit*, aber auch die als „Massenabfertigung" beschriebenen Umstände als Gegenargument für eine

Klinikgeburt dargestellt. Bei den kinderlosen Frauen gaben 50 Prozent dieses Argument an, bei den Müttern waren es 29 Prozent.

Knapp ein Fünftel der befragten Frauen (18 Prozent) gaben an, dass ein *eingeschränkter Freiraum und die mangelnde Selbstbestimmung der Frau bei der Geburt* für sie ein wichtiges Argument gegen eine Klinikgeburt darstellt. Dieses Argument wurde von der Hälfte der Frauen genannt, die noch nicht entbunden haben, bei den Frauen mit Kindern wurde es gar nicht vertreten.

Ein weiterer Kritikpunkt bezüglich der Klinikentbindung besteht für knapp 9 Prozent der Befragten im *vorschnellen Einsatz operativer Maßnahmen und Medikamente* bei der Geburt. Dieses Argument wurde jeweils von einer Frau ohne Kinder und einer Mutter angegeben.

Ferner wurden hier auch vereinzelt Argumente gegen eine Klinikgeburt genannt, die zwar für die meisten der befragten Frauen keine Prägnanz besitzen, aber dennoch wichtige Kriterien für eine Entscheidung darstellen können:
Beispielsweise wurden von den befragten Frauen die mangelnde Individualbetreuung und das damit verbundene Alleingelassenwerden während der Geburt bemängelt, ebenso die Trennung von Mutter und Kind nach der Geburt und die Vernachlässigung des Stillens in der Klinik. Weitere Gründe gegen eine Klinikgeburt stellen in diesem Zusammenhang die mangelnde Natürlichkeit der Geburt sowie eine pauschale medizinische Versorgung von Mutter und Kind dar, die nicht unbedingt und nicht in jedem Fall notwendig ist. Außerdem sind als Kriterien, die gegen eine Geburt in der Klinik sprechen, die meist unbekannte Hebamme, aber auch der Druck zu nennen, unter dem die Frau sofort und schnell zu entbinden hat. Zudem wurde in einem Fragebogen angemerkt, dass die Entbindung in der Klinik meist den Charakter eines „Krankheitsfalles" hat und auch der Stress und die Hektik des Personals sich auf das Wohlgefühl der Frau negativ auswirken können.
Im Gegensatz zu einem Ergebnis der Frage 6, in dem es heißt, dass das Schwesternpersonal der Mutter zu jeder Zeit mit Rat und Hilfe der zur Seite steht, wird an dieser Stelle noch einmal ausdrücklich erwähnt, dass dies nicht immer der Fall sein muss. Im Unterschied dazu wurden bei den befragten Frauen Stimmen laut, dass das Personal sich sehr widersprüchlich äußerte und somit große Unsicherheit erzeugt wurde.

Außerdem wurde von einer Frau, die bereits entbunden hat, die Verpflegung in der Klinik kritisiert.

Zu Frage 8: Mit dieser Fragestellung sollte herausgefunden werden, welche persönlichen Gründe der befragten Frauen für eine Entbindung im Geburtshaus oder zu Hause sprechen. An erster Stelle gaben 64 Prozent aller Frauen die Vertrautheit des familiären Umfeldes sowie die Geborgenheit und Herzlichkeit an, die bei der Entbindung im Geburtshaus oder bei der Hausgeburt im Mittelpunkt stehen. In den Gruppen der kinderlosen Frauen sowie der Mütter war dieses Argument nahezu gleich stark vertreten (63 Prozent bzw. 64 Prozent).

Weiterhin sehen 41 Prozent der Frauen die *Ruhe und Entspannung* im Geburtshaus oder zu Hause als Vorteil an. In der Gruppe der Mütter gaben ganze 57 Prozent dieses Argument an, bei den kinderlosen Frauen war es lediglich eine.

An dritter Stelle wird von 23 Prozent der Befragten als Argument für die Geburt im Geburtshaus und die Hausgeburt die *vertraute Hebamme* aufgeführt. Hierbei unterscheiden sich die Nennungshäufigkeiten in beiden Gruppen kaum, 25 Prozent der kinderlosen Frauen und 21 Prozent der Mütter nannten dieses Argument.

Für 14 Prozent der Frauen stellt die *Geburt als natürlicher Vorgang* einen zentralen Aspekt dar, sich für die Entbindung im Geburtshaus oder zu Hause zu entscheiden. Für ebenso viele der befragten Frauen stehen die *eigene Selbstbestimmung und ein großer Freiraum* im Mittelpunkt, was unter anderem meint, dass die Frau ihrem Gefühl, ihrem Rhythmus und ihren Werten entsprechend entscheiden kann, wann wie und wo die Geburt ablaufen soll. Bis auf eine Ausnahme stammen diese Begründungen von Frauen, die noch keine Kinder haben.

Ebenfalls für eine Entscheidung für das Geburtshaus oder die Geburt zu Hause spricht, so geben wiederum 14 Prozent der Frauen an, dass mehr *vertraute Personen* bei der Geburt dabei sein können. Außerdem besteht bei der Hausgeburt die Möglichkeit, dass die *Geschwister* des Neugeborenen das Wunder der Geburt miterleben können, wie eine Befragte angab. Diese Antworten stammen in der Mehrzahl von Frauen, die bereits entbunden haben.

Das *schnelle Nachhausekommen* oder bereits *zu Hause zu sein* stellt für eine der kinderlosen Frauen ein Argument dar, im Geburtshaus oder zu Hause zu entbinden. Weiterhin wurde auch einer der befragten Frauen mit Kind(ern) erwähnt, dass eine *unkomplizierte Schwangerschaft* ein Pro-Argument darstellen kann.

Lediglich neun Prozent der Befragten (zwei Frauen, die bereits entbunden haben) halten die Entbindung im Geburtshaus oder zu Hause für viel zu riskant und würden sich niemals dafür entscheiden.

Zu Frage 9: Während in Frage 8 Argumente aufgeführt wurden, die sowohl für die Entbindung im Geburtshaus als auch zu Hause sprechen, wurde hier nach Kriterien gefragt, die gegen eine solche Entscheidung sprechen.

Der zentrale Aspekt in Hinblick auf die Entscheidung gegen das Geburtshaus oder die Hausgeburt besteht in einem Mangelbewusstsein an medizinischer Sicherheit im Rahmen der Geburt. Differenzierter betrachtet sehen 41 Prozent der Frauen eventuelle gesundheitliche Risiken und Komplikationen bei der Geburt als eindeutiges Gegenargument in diesem Kontext an. Weiterhin bestehen für 32 Prozent der befragten Frauen die Bedenken im Vordergrund, bei Komplikationen während der Geburt nicht schnell genug ausreichende medizinische Versorgung oder notwendige Eingriffe zu erhalten. Für 14 Prozent der Befragten spricht der im Geburtshaus oder zu Hause nicht anwesende Arzt und für 9 Prozent die eigene Angst gegen diese Formen der Geburtshilfe.

Weiterhin wird vereinzelt von den Frauen argumentiert, dass eine Erstgeburt lieber nicht im Geburtshaus oder zu Hause stattfinden sollte, da eine Erstgebärende noch keinerlei Erfahrungen mit der Geburt gemacht hat. Die mangelnde Sterilität im Geburtshaus und zu Hause sowie der geringe medizinische Standard dort wurden von je einer Frau kritisiert. Ebenfalls sprechen nach Meinung einer Befragten Drogen- oder Alkoholprobleme der Mutter oder sonstiger Familienmitglieder gegen eine Geburt im Geburtshaus oder zu Hause. Ferner gab ebenfalls eine Frau an, dass der Stress, sich um alles kümmern und rund um die Geburt selbst organisieren zu müssen, sowie die „Sauerei" bei der Geburt der Entscheidung für eine Hausgeburt entgegenstehen. Bis auf eine Ausnahme stammen diese angegebenen Gründe von Frauen, die bereits ein oder mehrere Kinder haben.

Zu Frage 10: Mit dieser Frage sollte herausgefunden werden, was für die jeweiligen Frauen Sicherheit bei der Geburt bedeutet.

Für 41 Prozent der Befragten bedeutet Sicherheit, dass bei Komplikationen und in Notfällen schnelle und angemessene Reaktionen von Seiten der Geburtshelfer zu erwarten sind. Damit verbunden ist für sie das Gefühl wichtig, dass notfalls ärztliches Personal schnellst möglich zur Stelle ist.

36 Prozent der Frauen geben an, dass fachkompetente, erfahrene und vertrauensvolle Hebammen und Ärzte bei der Geburt dabei sind. Eine umfangreiche medizinische Versorgung spielt für knapp ein Fünftel der befragten Frauen (18 Prozent) eine große Rolle, wenn es darum geht, sich sicher zu fühlen.

Bei diesen bisher genannten Definitionen lässt sich feststellen, dass diese Angaben in der Gruppe der Frauen, die bereits ein oder mehrere Kinder haben, insgesamt häufiger vertreten waren als in der Gruppe der kinderlosen Frauen (siehe Tabelle 13).

Weiterhin stellt für 9 Prozent der Frauen die Anwesenheit von Familienmitgliedern oder anderer nahe stehenden Personen eine gewisse Sicherheit dar.

Für ebenfalls 9 Prozent der Befragten bedeutet Sicherheit, den persönlichen Freiraum zu besitzen, selbst zu entscheiden, wann, wo und wie die Geburt geschehen soll und dass auf die Bedürfnisse der Gebärenden eingegangen wird.

Dass eine entspannte und angenehme Atmosphäre Sicherheit vermittelt, empfinden ebenfalls 9 der Befragten, in diesem Falle stammen diese Angaben ausschließlich von kinderlosen Frauen.

Für weitere 9 Prozent der Frauen, in diesem Fall ausschließlich mit Kind(ern), bietet besonders das Wissen Sicherheit, dass für das Kind alles Mögliche getan und es gut versorgt wird; ebenso, dass sie neben der ärztlichen Versorgung und medizinischen Technik die Gewissheit haben, dass „alles bereit steht". Außerdem bedeutet Sicherheit für sie Hilfe und Unterstützung bei Fragen zur Geburt und zur Nachsorge.

Ferner stellt die körperliche und emotionale Unterstützung der Frau bei der Geburt eine Komponente von Sicherheit dar, wie von einer Mutter angegeben wurde.

3.3 Diskussion der Ergebnisse

Die Ergebnisse dieser Stichprobenuntersuchung zeigen deutlich, wie unterschiedlich das Thema der Entscheidung für eine Geburtsform betrachtet werden kann. Auch wenn die Ergebnisse lediglich auf der Befragung einer kleinen Personengruppe basieren, wird daraus ersichtlich, wie weit die Spanne des jeweiligen Standpunktes reichen kann.

Trotz vieler positiver Argumente für das Geburtshaus und die Hausgeburt ist erkennbar, dass sich alle Frauen mit Kind(ern), die befragt wurden, in der Vergangenheit ausnahmslos für die Variante der Klinikgeburt entschieden haben. Dies spricht zum einen dafür, dass die Frauen gegenüber der vertrauten und intimen Atmosphäre im Geburtshaus und zu Hause der medizinischen Versorgung und somit ihrem Verständnis von Sicherheit die Priorität gegeben haben. Ein weiterer Gesichtspunkt, der zu diesem Ergebnis beigetragen haben könnte, besteht darin, dass das Wissen um die Klinikgeburt nach wie vor in der Bevölkerung am meisten präsent ist. Dennoch existiert auch gleichzeitig eine gewisse Anzahl von Frauen, die sich intensiv mit den alternativen Geburtsformen auseinandersetzen. Auf der Grundlage der Umfrage lässt sich jedenfalls feststellen, dass eine Reihe von Frauen dieses Thema reflektieren und sich auf ihre wirklichen Bedürfnisse besinnen.

Besonders die befragten Frauen im Alter von 20 bis 29 Jahren, aber auch einige Frauen zwischen 30 und 40 Jahren stehen den alternativen Geburtsformen offen gegenüber. Dieser Trend lässt erkennen, dass die jüngeren Frauen sich wahrscheinlich öfter für die Entbindung im Geburtshaus oder zu Hause entscheiden würden als die Frauen der zweiten Altersgruppe. In wie weit dies dann tatsächlich verwirklicht würde, sei dahingestellt.

Basierend auf den Ergebnissen der Fragebogenuntersuchung würde fast ein Drittel der Frauen, die bereits Mütter sind, trotz Zufriedenheit mit der Klinikgeburt zukünftig eine Geburt im Geburtshaus oder zu Hause avisieren. Dies kann folgendermaßen gedeutet werden: Zahlen aus dem Geburtshaus Erfurt belegen, dass lediglich ein Drittel der im Geburtshaus oder zu Hause gebärenden Frauen Erstgebärende sind (Bewusste Geburt & Elternschaft e. V., 2006). Daraus lässt sich ableiten, dass die restlichen zwei Drittel, sprich die Mehrgebärenden, schon eine allmähliche Gelassenheit entwickelt haben, mit der sie der zweiten oder dritten Geburt ein weniger hohes Risiko beimessen als der Geburt des ersten Kindes.

Aus der Fragebogenuntersuchung hat sich Folgendes als Quintessenz herauskristallisiert: Für nahezu alle Frauen steht als große Priorität die medizinische Versorgung auf der Seite der Pro-Argumentation für die Klinikgeburt. Es geht darum, bei der Geburt (medizinisch) fachkompetentes Personal und im Komplikationsfall schnellstmögliche Reaktionen erwarten zu können. Dieser Gesichtspunkt stellt mit hoher Wahrscheinlichkeit den Hauptgrund für die Entscheidung der Frauen für die Klinikentbindung dar. Bei dieser Betrachtung treten oft die sozialen und emotionalen Bedürfnisse der Frau bei der Entbindung in den Hintergrund.

Hingegen genießen im Geburtshaus oder bei der Entbindung zu Hause die große Vertrautheit und die Geborgenheit einen besonderen Stellenwert. Zudem wird ein besonderes Augenmerk auf die sozialen und emotionalen Bedürfnisse der Gebärenden gelegt. Die aus der Sicht einiger zu gering betrachtete medizinische Sicherheit bei diesen Geburtsformen stellt wahrscheinlich oft einen gewichtigen Grund dar, sich gegen das Geburtshaus oder die Hausgeburt zu entscheiden. Immerhin stellte sich heraus, dass für viele Frauen Sicherheit bei der Geburt sehr wichtig ist, und diese Sicherheit wird von den meisten befragten Frauen mit dem Vorhandensein von (medizinisch) kompetentem Personal und schneller medizinischer Versorgung bei Komplikationen gleichgesetzt.

Insgesamt kann festgestellt werden, dass die Resultate der eigenen Befragung gut im Einklang zu den Ergebnissen der oben zitierten Studie von Maurer und Voegeli (1996) stehen.

Schließlich sei an dieser Stelle noch ein Aspekt erwähnt, der sich auf die Verschiedenartigkeit bezüglich der Pro- und Kontra-Argumentation bei den kinderlosen Frauen im Gegensatz zu der Argumentation bei den Müttern bezieht: Es lässt sich erkennen, dass die Frauen ohne Kinder idealistischere Vorstellungen von der Geburt haben als Frauen, die bereits Kinder haben. Als Beispiel sei hier vordergründig die Selbstbestimmung der Frau und die Natürlichkeit der Geburt erwähnt.

Frauen hingegen, die bereits Mütter sind, geben oft Argumente an, zu denen die meisten kinderlosen Frauen weniger Bezug haben. Hier handelt es sich zum Beispiel um Einblicke in dem konkreten Klinikalltag. Die unterschiedlichen Argumente können unter anderem dadurch zustande kommen, dass die Mütter bereits reale Erfahrungen rund um die Geburt gesammelt haben, während kinderlose Frauen sich lediglich in ihrer Vorstellung mit dem Thema auseinandersetzen können.

4. Geburtshilfe im sozialarbeiterischen Kontext

Was hat das Thema Geburtshilfe, mit all seinen Formen und Möglichkeiten, mit Sozialer Arbeit zu tun? Die Antwort ist denkbar einfach:

Die Soziale Arbeit versteht sich als eine angewandte Wissenschaft, die sich inzwischen auf verschiedensten sozialen Gebieten des gesellschaftlichen Lebens etabliert hat. Hierzu zählen in Anbetracht des Themas mittlerweile solch ausdifferenzierte Arbeitsfelder wie die Kinder- und Jugendfürsorge, aber auch die Familien- und Gesundheitsfürsorge. Ebenfalls gehören die soziale Beratungstätigkeit und Bildungsarbeit zum sozialarbeiterischen Repertoire.

Das Wissen um die Geburt mit all ihren Facetten ist aus sozialarbeiterischer Sicht nicht nur von großem Vorteil, sondern sogar ein Muss, wenn die SozialarbeiterIn in den oben genannten Bereichen tätig sein und beispielsweise mit (werdenden) Müttern oder Eltern arbeiten möchte. Dies kann in Form von Bildungsarbeit, Beratung, aber auch in der Mitarbeit in Selbsthilfegruppen geschehen. Laut einer Studie von Neuhaus u. a. (1992) hat der Wissensstand der Eltern eine große Bedeutung für den Verlauf von Schwangerschaft, Geburt und Wochenbett.

Betrachtet man zunächst den Bereich der Elternbildung, so wird man feststellen, dass es für die SozialarbeiterIn unentbehrlich ist, über ein umfangreiches Wissen über die Geburt samt ihrer Formen zu verfügen, um adäquate professionelle Unterstützung geben zu können. Ebenso spielt in diesem Zusammenhang das Wissen um entwicklungspsychologische Faktoren eine wichtige Rolle, welches die SozialarbeiterIn an die Frau oder die Eltern weitergeben kann. Dies kann als soziale und psychologische Vorbereitung auf die Geburt, aber auch als Hilfestellung zur Entscheidung für eine bestimmte Geburtsform dienen.

Auch können sich psychosoziale Fragen rund um die Geburt ergeben, die in bestimmten Fällen Inhalt einer Beratung werden können. Viele Frauen (und zunehmend auch Männer) sehen sich angesichts der bevorstehenden Geburt mit vielen Ängsten, Unsicherheiten und emotionalen Konflikten konfrontiert; Ambivalenzen kommen zum Vorschein. Auch wenn die zuständige Hebamme oder die FrauenärztIn die erste AnsprechpartnerIn der Frau sein sollten, so besteht dennoch die Möglichkeit einer zusätzlichen Betreuung durch die SozialarbeiterIn.

5. Schlussbemerkung

Es war für mich äußerst interessant, mich in dieser Arbeit einmal sehr intensiv mit dem Thema der verschiedenen Formen der Geburtshilfe auseinanderzusetzen. Hierbei überraschte mich zunächst die sehr hohe Zahl an Klinikgeburten in Deutschland mit 97%.

Zusammenfassend ist festzuhalten, dass die Geburt in unserer Gesellschaft zwar wieder vermehrt als natürlicher Vorgang und Bestandteil des menschlichen Lebens betrachtet wird, die Formen der Geburtshilfe jedoch nach wie vor kontrovers diskutiert werden. Auch in der eigenen Untersuchung werden zwei Hauptschwerpunkte bei der Entscheidungsfindung für eine Geburtsform deutlich: Zum einen steht die Betonung einer umfassenden medizinischen Versorgung im Vordergrund, andererseits wird auf eine vertraute Atmosphäre sowie auf Natürlichkeit und Selbstbestimmung bei der Geburt großer Wert gelegt.

Es sollte zukünftig wichtiger werden, dass sich die verschiedenen Aspekte der Geburtshilfe noch weiter aneinander annähern und diese allen bedeutsamen Bedürfnissen der Frauen gerecht wird. Dies könnte zum einen bedeuten, dass die Kliniken sich zunehmend auf die Wünsche der Gebärenden nach warmer Atmosphäre und größerer Selbstbestimmung einstellen. Zum anderen wäre im Geburtshaus vielleicht auch die Anwesenheit eines Arztes oder der Bereich eines kleinen OP's für den Notfall denkbar. Was die Hausgeburt angeht, so ist dies als die älteste Form der Entbindung auch gleichzeitig die Geburtsform mit dem höchsten medizinischen Risiko; vorstellbar wäre bei dieser Variante die mögliche Beteiligung eines Arztes.

Auf jeden Fall bestünde im Bereich der Geburtshilfe noch ausreichend Raum zur Verbesserung und Optimierung der Bedingungen rund um die Geburt sowie neuen Kombinationsmöglichkeiten miteinander. Dennoch muss sich die Schwangere derzeit für eine Form der Entbindung entscheiden, bei der sie auf jeden Fall Abstriche machen muss, gleich in welcher Form dies geschieht.

Es sollten sorgfältig alles Für und Wider abgewogen sowie klare Prioritäten gesetzt werden, wenn es um die Entscheidung für eine Geburtsform geht. Auf welche davon schließlich die Wahl fällt, hängt, neben der verpflichtenden Auswahl der Klinik in Risikofällen, letztlich von den Werten und der Einstellung der werdenden Mutter oder der Eltern ab.

Insofern kann die Fragestellung dieser Arbeit, ob die Entbindung im Geburtshaus oder die Hausgeburt die besseren Alternativen zur Klinikgeburt darstellen, nicht beantwortet werden.

Literaturangaben

Bässler, Susanne & Linder, Rupert (1996): Über die angebliche und tatsächliche Sicherheit von Hausgeburten. In Linder, Rupert & Klarck, Sabine u. a. (Hrsg.), Hausgeburten. Praxisgeburt, Geburtshäuser, Entbindungsheime. Dokumentation der 2. Deutschen Arbeitstagung Haus- und Praxisgeburten. Mabuse-Verlag, Frankfurt am Main, S. 17 - 33

Bewusste Geburt & Elternschaft e. V. (Hrsg.) (2006): Geburtshaus (Broschüre). Eigenverlag, Erfurt

David, M., Kraker von Schwarzfeld, H. & Kentenich, H. (1998): Geburtshausentbindung – eine sichere Alternative zur Klinikgeburt? Perinataldaten im Vergleich. Geburtshilfe und Frauenheilkunde 58: 208 - 215

Linder, Rupert, Klarck, Sabine u. a. (Hrsg.) (1996): Hausgeburten. Praxisgeburt, Geburtshäuser, Entbindungsheime. Dokumentation der 2. Deutschen Arbeitstagung Haus- und Praxisgeburten. Mabuse-Verlag, Frankfurt am Main

Maurer, Margrit & Voegeli, Thomas (1996): Hausgeburt versus Spitalgeburt. Bericht über eine Studie im Kanton Zürich. In Linder, Rupert & Klarck, Sabine u. a. (Hrsg.), Hausgeburten. Praxisgeburt, Geburtshäuser, Entbindungsheime. Dokumentation der 2. Deutschen Arbeitstagung Haus- und Praxisgeburten. Mabuse-Verlag, Frankfurt am Main, S. 35 – 53

Neuhaus, W., Wechselberg, A. & Bolte, A. (1992): Zum Stellenwert der "Informationsabende für Mütter und Väter" im Rahmen der Schwangerenvorsorge. Geburtshilfe und Frauenheilkunde 52: 415-420

Stauber, Manfred, Kentenisch, Heribert & Richter, Dietmar (Hrsg.) (1999): Psychosomatische Geburtshilfe und Gynäkologie. Springer, Berlin Heidelberg

1. Fragebogen - Musterexemplar

Liebe Befragte!

Dies ist ein Fragebogen, den ich im Rahmen meines Studiums für eine wissenschaftliche Hausarbeit ausgearbeitet habe. Im Folgenden geht es um das Thema "Geburtsformen".

Die Ergebnisse dieser Umfrage werden ein zentraler Bestandteil meiner Arbeit sein. Die Angaben sind alle freiwillig und die Daten bleiben anonym. Ihnen zu persönlich wirkende Fragen können auch problemlos übersprungen werden. Die erhobenen Daten werden zu keinem anderen Zweck als dem oben erwähnten verwendet. Nach Fertigstellung der Hausarbeit werden alle Fragebögen vernichtet.

Herzlich danke ich bereits vorab allen Befragten, die mit ihren Informationen zum Entstehen dieser wissenschaftlichen Arbeit beitragen!

Vicky Bauer

Geschlecht: weiblich

Alter: ☐ 20 – 29 J.   ☐ 30 – 40 J.

Familienstand: ☐ ledig   ☐ verheiratet   ☐ geschieden/ verwitwet

falls ledig oder geschieden/ verwitwet: ☐ allein lebend (Single)
☐ in Partnerschaft lebend

Kinderanzahl: ☐ keine   ☐ 1   ☐ 2   ☐ 3 oder mehr

---

1. Welche Geburtsformen sind Ihnen (grundlegend) bekannt?
   ☐ Klinik
   ☐ Geburtshaus
   ☐ Hausgeburt
   ☐ ambulante Geburt

---

*Die Fragen 2-4 sind nur für Frauen, die **bereits entbunden** haben:*

2. Für welche Geburtsform(en) haben Sie sich entschieden?
   *(Bitte geben Sie – wenn Sie öfter entbunden haben –
   die jeweilige Anzahl an.)*
   ☐ Klinik
   ☐ Geburtshaus
   ☐ Hausgeburt
   ☐ ambulant

---

3. Waren Sie mit der/ den gewählten Form(en)
   der Geburtshilfe zufrieden?

   Klinik: ☐ ja ☐ nein
   Geburtshaus: ☐ ja ☐ nein
   Hausgeburt: ☐ ja ☐ nein
   ambulant: ☐ ja ☐ nein

---

4. Würden Sie zukünftig eine andere Geburtsform wählen?   ☐ ja ☐ nein

   Falls ja, welche?
   ☐ Klinik
   ☐ Geburtshaus
   ☐ Hausgeburt
   ☐ ambulant

---

*Diese Frage ist nur für Frauen, die **noch nicht entbunden** haben:*

5. Für welche Form der Geburtshilfe würden Sie sich entscheiden?

    ☐ Klinik
    ☐ Geburtshaus
    ☐ Hausgeburt
    ☐ ambulant

---

6. Welche Gründe sprechen Ihrer Meinung nach **für** eine Entbindung in der **Klinik**?

---

7. Welche Gründe sprechen ihrer Meinung nach **gegen** eine Entbindung in der **Klinik**?

---

8. Welche Gründe sprechen Ihrer Meinung nach **für** eine Entbindung im **Geburtshaus oder zu Hause**?

---

9. Welche Gründe sprechen Ihrer Meinung nach **gegen** eine Entbindung im **Geburtshaus oder zu Hause**?

---

10. Für die meisten Frauen steht **Sicherheit** bei der Geburt an erster Stelle. Was bedeutet für Sie Sicherheit in diesem Zusammenhang?

---

2. 13 Tabellen, in denen die ausgewerteten Antworten aus der Fragebogenuntersuchung dargestellt sind

Definitionskriterien für Sicherheit bei der Geburt	ohne Kind	In Prozent	mit Kind(ern)	In Prozent	Summe	In Prozent
Gefühl, auf Komplikationen und in Notfällen wird schnell und angemessen reagiert; es wird beruhigt sowie ärztliches Personal ist sofort zur Stelle	3	37,5	6	42,9	9	40,9
Fachkompetente, erfahrene, vertrauensvolle Hebammen und Ärzte	3	37,5	5	35,7	8	36,4
Umfangreiche medizinische Versorgung von Mutter und Kind	1	12,5	3	21,4	4	18,2
Wenn Personen aus der Familie oder sonstige nahe stehende Personen bei der Geburt dabei sind	1	12,5	1	7,1	2	9,1
Persönlicher Freiraum zu entscheiden, wann, wo und wie die Geburt geschehen soll; es wird auf die Bedürfnisse der Gebärenden eingegangen	1	12,5	1	7,1	2	9,1
Angenehme, entspannte Atmosphäre	2	25,0			2	9,1
Wissen, dass für das Kind alles getan wird und es gut versorgt ist			2	14,3	2	9,1
Ärztliche Versorgung und medizinische Technik sowie das Wissen, dass alles bereit steht			2	14,3	2	9,1
Hilfe und Unterstützung bei Fragen zur Geburt und zur Nachsorge			2	14,3	2	9,1
Körperliche und emotionale Unterstützung			1	7,1	1	4,5
Summe	11		23		34	

Tabelle 13: Häufigkeiten der genannten Definitionskriterien für Sicherheit bei der Geburt, unterteilt nach Frauen ohne Kind (8 Frauen) und mit Kind(ern) (14 Frauen)

Die Prozentzahlen geben den Anteil der Frauen der jeweiligen Gruppe an, die das betreffende Definitionskriterium genannt haben.

BEI GRIN MACHT SICH IHR WISSEN BEZAHLT

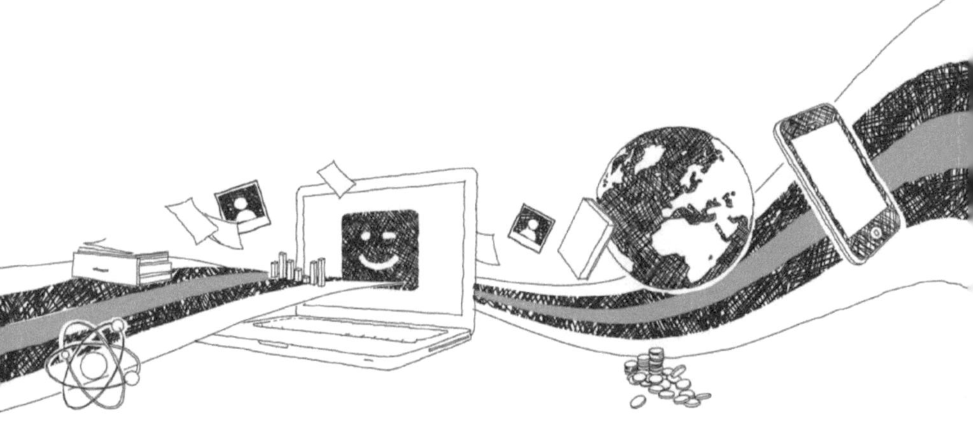

- Wir veröffentlichen Ihre Hausarbeit, Bachelor- und Masterarbeit

- Ihr eigenes eBook und Buch - weltweit in allen wichtigen Shops

- Verdienen Sie an jedem Verkauf

Jetzt bei www.GRIN.com hochladen und kostenlos publizieren

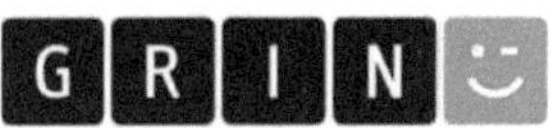